I0059737

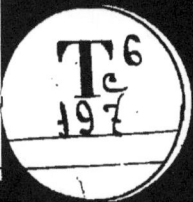
T6
197

DÉPÔT LÉGAL
1868

ÉTUDE

SUR LES

EAUX DE MARSEILLE

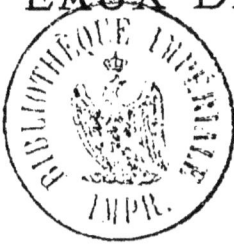

BIBLIOTHÈQUE IMPÉRIALE
IMPR.

IIe 6
I$_c$ 197

ÉTUDE

SUR LES

EAUX DE MARSEILLE

CONSIDÉRÉES

Au point de vue Chimique, Physique, Micrographique et Hygiénique

PAR

M. A. COMMAILLE

CHEVALIER DE LA LÉGION-D'HONNEUR,
DOCTEUR ÈS-SCIENCES PHYSIQUES, PHARMACIEN MAJOR A L'HOPITAL
MILITAIRE DE MARSEILLE,
MEMBRE DE LA SOCIÉTE D'HYDROLOGIE MÉDICALE DE PARIS,
EX-PROFESSEUR A L'ÉCOLE DE MÉDECINE D'ALGER, ETC.

———

**Mémoire couronné par le Comité Médical des Bouches-du-Rhône
dans sa Séance générale du 29 Avril 1868.**

———

« *Nutritant fœtus et aquæ salubres*
« *Et Jovis auræ.* »
(HORACE. — *Poème séculaire.*)

MARSEILLE

TYPOGRAPHIE ET LITHOGRAPHIE CAYER ET Cie
Rue Saint-Ferréol, 57.

—

1868

ÉTUDE

SUR LES

EAUX DE MARSEILLE

CONSIDÉRÉES

AU POINT DE VUE PHYSIQUE, CHIMIQUE, MICROGRAPHIQUE
ET HYGIÉNIQUE

CHAPITRE 1.

CONSIDÉRATIONS GÉNÉRALES SUR LE CANAL DE MARSEILLE

> « Ne vouloir être ni conseillé, ni corrigé
> sur son ouvrage est du pédantisme. »
> (DE LA BRUYÈRE. — *Caractères.*)

Les eaux qui alimentent la ville de Marseille et tout son territoire ont donné lieu, depuis déjà nombre d'années, à des
débats extrêmement vifs, à des études plus ou moins satisfai-
santes, et à de nombreux projets ayant pour but d'arriver à
une clarification que tout le monde déclare urgente, et sur
laquelle M. Pascalis, directeur actuel du canal qui amène ces
eaux, insiste particulièrement, ainsi que M. l'ingénieur Pascal (1).

(1) Voir les deux rapports (1863 et 1865) de M. Pascal, ingénieur
en chef des ports, au nom de la Commission des bâtiments civils du
département des Bouches-du-Rhône. Cette Commission est composée
uniquement de savants ingénieurs et architectes. L'élément hygiène
n'y est nullement représenté ; on n'a pas procédé de même pour les
eaux de Paris et on a eu raison.

Mais le problème à résoudre est complexe, puisqu'il faut non seulement amener à Marseille et dans le territoire de cette grande cité, beaucoup d'eau limpide, au lieu de la boue liquide que charrie actuellement le canal de dérivation de la Durance, mais aussi et *surtout*, une eau saine, qui ne puisse, ni maintenant ni dans l'avenir, compromettre la santé, soit par elle-même, soit par les atterrissements que produiront les vases provenant de son épuration.

Le premier point, celui de la clarification, a été retourné en tous sens, et les projets se sont succédé avec une activité désespérante, qui prouve bien le peu de confiance qu'on a généralement dans le système essayé dès l'abord par les constructeurs du canal, et qui continue à être l'objet de la prédilection marquée de quelques hommes considérables par leur position, mais plus entêtés que prudents et instruits.

Quant au second point, celui de l'eau salubre, on ne s'en est préoccupé jusqu'ici que fort incomplètement. C'est celui que le Comité Médical a eu surtout en vue.

On en a cependant déjà dit un mot dans le rapport officiel de 1865 (1). Ce mot est erroné, controuvé par les faits. J'y reviendrai plus tard, quand j'examinerai deux autres rapports sur ce sujet, mais qui se contredisent ; le premier émanant du *Comité Médical* des Bouches-du-Rhône (2), et le second du *Conseil d'hygiène* du même département (3).

Le canal de Marseille a 100 kilomètres de longueur environ ; il débite actuellement sept mètres cubes d'eau par seconde ; il pourrait en débiter neuf mètres, et même dix mètres après quelques aménagements nouveaux, mais de peu d'importance.

L'eau de la Durance, qui alimente ce canal, n'est jamais limpide, et la quantité de limon qu'elle contient varie, d'après les recherches de M. Hervé-Mangon, professeur à l'École d'application des ponts-et-chaussées, qui ont été poursuivies pen-

(1) Page 13.
(2) 22 mars 1867.
(3) 27 avril 1867.

dant toute une année, de 199 gr. 291 à 3,632 gr. 859 par mètre cube d'eau, la moyenne annuelle est de 1,454 grammes.

Voici la composition de ce limon, d'après le même auteur :

Résidu argilo-siliceux insoluble dans les acides	46.694
Alumine et peroxyde de fer.........	4.966
Carbonate de chaux...........................	41.693
Azote..	0.081
Carbone (des matières organiques)....	0.548
Eau et perte...........	6.018
	100.000

J'ai trouvé pour la boue souillant l'eau du canal, rendue à Marseille, le 20 septembre 1867 : Résidu insoluble dans l'acide chlorhydrique, 62.50 0/0.

Cette même boue séchée d'abord, puis calcinée, enfin arrosée avec une solution de carbonate d'ammoniaque et séchée de nouveau, accuse une perte de 4 0/0.

On conçoit, du reste, que la composition de cette vase offre des variations, selon l'époque de l'année et les affluents qui fournissent le plus d'eau à la Durance.

L'eau du canal, à son arrivée en ville, contient souvent une bien plus grande quantité de limon qu'à la prise d'eau.

Depuis longtemps on connaît ce fait qui, du reste, s'explique fort bien par l'entraînement des dépôts déjà formés.

J'ai trouvé que le poids de ce limon, séché à 110°, était le 31 août 1866, de 10 kilog. 600 par mètre cube d'eau, et de 21 kil. 976 le 3 septembre suivant.

L'eau du 23 mars 1867 contenait, pour le même volume, 0 kil. 915 de vase sèche, tandis que l'eau puisée dans la Durance deux jours auparavant n'en renfermait que 0 kil. 610 grammes.

Enfin, le 18 septembre 1867, le poids des matières en suspension s'élevait à 22 kil. 300, et le 20 du même mois, au chiffre énorme de 30 kil. 600 grammes.

C'était alors une boue noirâtre, horrible, ne coulant qu'avec peine dans les tuyaux.

L'eau du canal, à son arrivée à Marseille, est trouble 270 jours par an environ, le reste du temps elle est louche, très rarement à peu près limpide (1).

D'après un des rapports de M. Pascal, la boue que charrie le canal renferme d'autant plus de matières organiques, qu'elle est recueillie plus près de la prise. Si le limon rendu à Marseille est moins riche en ces matières que celui pris à la Durance, on peut admettre, avec M. Pascal, qu'une partie des substances organiques s'est déposée en route, mais on peut croire aussi à une destruction partielle pendant ce long parcours.

J'ai trouvé que le poids de la matière organique en dissolution (celle qui nous intéresse surtout) et précipitable par les persels de fer est plus considérable à Marseille qu'à la prise d'environ 1/20.

Il est du reste aisé de calculer, d'après l'analyse de M. Hervé Mangon citée plus haut, en opérant d'après le poids de l'azote et en admettant, par hypothèse, que la matière organique azotée a la composition de l'acide apocrénique (ceci, et j'y insiste, n'est qu'une hypothèse puisqu'on ignore au juste la composition, du reste fort variable, de ces matières), il est facile, dis-je, de calculer que son poids s'élève à environ $\frac{2.5}{100}$ (2).

Quoi qu'il en soit de ces questions, qui seront traitées plus loin, l'eau de la Durance, qui arrive à Marseille par un magnifique aqueduc, ayant déjà coûté plus de cinquante millions, n'est jamais limpide, ordinairement elle est horriblement sale.

On a lieu de s'étonner que M. de Montricher, l'auteur bien

---

(1) M. Pascal admet, dans son rapport de 1863, que le poids du limon est d'environ $\frac{1}{1000}$ et dans son rapport de 1865 de $\frac{2.6}{1000}$. M. Hervé Mangon a trouvé pour l'eau de la Durance $\frac{1.5}{1000}$; j'ai trouvé, comme on vient de le voir, jusqu'à $\frac{30}{1000}$.

(2) M. Péligot a trouvé pour une matière organique en dissolution dans une eau de Paris : $C = 53,1$; $H = 2,7$; $Az = 2,4$; $O = 41,8$ nombres rapprochés de ceux de l'acide apocrénique ammoniacal, comme il le fait remarquer; ceux-ci étant : $C = 51,8$; $H = 3,7$; $Az = 3,35$ $O = 41,2$ (Comptes-rendus, 25 avril 1864).

connu du canal, n'ait pas reculé devant le problème à résoudre de la clarification d'une telle eau ; amené sous le volume de 7 à 10 mètres cubes par seconde, soit l'énorme quantité de 864,000,000 de litres par 24 heures.

C'était là, cependant, la question qui primait toutes les autres.

En effet, les hommes, qui ont étudié le régime des eaux publiques, sont tombés d'accord que c'était un rêve, une utopie de croire qu'on pouvait en clarifier une quantité suffisante par filtration artificielle. Les chimistes, les hygiénistes, les ingénieurs spéciaux, la commission d'enquête des eaux de Paris déclarent tous et toujours l'impossibilité de la clarification par ce moyen (1). A Marseille on pense sans doute le contraire.

Quant aux procédés de décantation adoptés à Marseille, jusqu'à présent ils ont échoué ; j'ajoute qu'ils échoueront toujours : l'entreprise est téméraire. On ne peut se contenter d'eau louche ; c'est de l'eau claire, absolument claire qu'il faut : ne biaisons pas.

En donnant d'abord de l'eau louche on ne ferait qu'ajourner la solution du problème, puisque prochainement les Marseillais demanderont de l'eau limpide et ils y ont droit.

Les bassins de clarification, construits à grand frais, ont donné avec l'eau de la Durance, des résultats déplorables, ils se sont comblés,

Et après l'échec qu'on vient de subir à celui de Réaltort, les gens sages avaient lieu de penser qu'on y renoncerait définitivement. Il paraît qu'il n'en est rien, qu'on persiste dans les mêmes errements.

Le bassin de Réaltort a une superficie de 75 hectares, il n'était d'abord destiné qu'à l'approvisionnement et non à la décantation, car il devait recevoir les eaux épurées du bassin de

(1) Ainsi le filtre de Longchamp qui ne donne, quand il fonctionne bien, qu'une quantité d'eau tout-à-fait insuffisante, quoiqu'il ait la superficie d'un hectare, s'engorge en 24 heures avec les eaux troubles, et en 5 ou 6 jours avec les eaux louches (M. Pascal, Rapport de 1863).

Ponserot, construit depuis longtemps, et de celui de Saint-Christophe, encore à l'état de projet.

Par le fait, Réaltort est devenu un bassin de décantation et M. Pascal (1) nous apprend qu'avec de l'eau ne renfermant que $\frac{1}{1000}$ de vase, *il aurait en 13 ans le sort des bassins de Valloubier, de la Garenne, de Sainte-Marthe, il serait envasé, transformé en marais;* et qu'avec la même eau, charriant $\frac{2.6}{1000}$ de matériaux solides, chiffre indiqué dans le rapport de 1865 et provenant de nouvelles recherches, *il le serait en 5 ans.*

Le bassin de Réaltort est formé par une vallée dont la gorge a été fermée par une digue de 600 mètres de longueur et d'une élévation maximum de 19 mètres (2). Chose à peine croyable, cette levée n'a qu'un mètre d'épaisseur ! Aussitôt qu'elle fut construite, il devint évident qu'elle ne résisterait pas à la poussée de 4,500,000 mètres cubes d'eau ; ce qui est la contenance du bassin. Aussi, M. l'ingénieur Pascal, dans son rapport en date du 22 août 1865 (page 6 et 8), déclare que le bassin de Réaltort, construit depuis plusieurs années, ne pourra fonctionner qu'après la consolidation de la digue.

Au reste, il est assez curieux de signaler que les ingénieurs n'ont jamais pu s'entendre sur la force de résistance de ce barrage.

On se mit à l'œuvre de consolidation en entassant de la terre de chaque côté de la levée en pierre, et en donnant aux parois de ces contre-forts une pente de 45 degrés. Plus tard on revêtit le côté devant être baigné par les eaux d'une couche de maçonnerie d'environ 25 centimètres d'épaisseur.

Les frais de consolidation furent évalués à 260,000 francs, par M. Pascal, dans son rapport de 1865 (3).

---

(1) M. Pascal, 1er Rapport de 1863, pages 12 et suivantes.

(2) M. Pascal, Rapport de 1863, page 12.

(3) D'après M. le conseiller municipal Fraissinet, la dépense de Réaltort s'élève au moins à 1,400,000 francs (Séance du Conseil municipal du 26 juillet 1867). Le Conseil municipal vient de voter encore (1868) 450,000 fr. pour recommencer les travaux de Réaltort; soit 450,000 fr. d'envasés.

Pressé par l'opinion publique et les plaintes incessantes des habitants, et quoiqu'on eût encore des doutes sur la solidité de la digue, on se résigna, au mois d'avril dernier (1867), à mettre l'eau dans cet immense réservoir, qui la laissa échapper de tous côtés.

Il ne pouvait en être autrement: les parois et la cuvette qui, n'ont pas été rendues étanches, étant formées par un calcaire lacustre très fendillé, qui repose sur des argiles à stratifications discordantes. Disposition éminemment propice, comme on sait, à la formation des sources. Aussi, les terrains en aval, où se trouve le village de La Mérindole, très secs naguère, devinrent subitement humides.

Alors on eut une idée superlativement lumineuse : ce fut de laisser déposer les boues dans ce bassin (qui ne devait primitivement renfermer que de l'eau claire) pour boucher les fuites. Mais le barrage, aidé des 4,500,000 mètres cubes d'eau, ne permit pas d'atteindre un si beau résultat. L'eau pénétrant dans la terre des contreforts la délaya peu à peu (et vraiment il ne pouvait en être autrement) ; celle-ci s'affaissa, le mince revêtement de maçonnerie dut céder, et la digue fut sur le point d'être emportée : de rectiligne elle devint curviligne sur une longueur de 30 mètres. Heureusement elle tint bon jusqu'à ce qu'on eût pu vider le réservoir, sans quoi, le torrent produit par l'énorme quantité d'eau énoncée précédemment, entraînant avec lui boues et pierres, emportait la ligne ferrée de Marseille à Aix (qui dut par prudence cesser le service pendant 24 heures, 18 et 19 mai 1867), le village de La Mérindole, situé, comme je l'ai déjà dit, en aval du bassin, peut-être même le fameux pont-aqueduc de Roquefavour qui a coûté 3 millions et demi, et la rivière d'Arc, subitement gonflée, pouvait étendre plus loin la catastrophe, en enlevant le pont sur lequel passe le chemin de fer de Marseille à Lyon.

Grande fut la panique, comme bien on pense ! Et, maintenant que cet immense péril est déjà loin de nous, que d'amers regrets commencent sans doute à s'effacer, on ne peut, sans sourire, penser qu'un bassin construit pour ne renfermer que de l'eau claire, ne pouvait devenir apte à la contenir qu'en y mettant de l'eau trouble !

S'étonnera-t-on maintenant que le conseil municipal d'Aix ait fait tous ses efforts pour qu'une partie de son territoire ne soit pas exposée de rechef à ce danger ?

S'étonnera-t-on encore que le Ministre des travaux publics, justement ému, ait expédié de suite l'ordre de surseoir à l'emploi de Réaltort ?

Telle est jusqu'à ce jour la triste histoire des bassins de décantation du canal de Marseille : les premiers établis sont devenus des marécages, et le dernier en date a failli causer un grand désastre. Espérons pour l'honneur des Marseillais, que l'engouement dont ils ont été l'objet fera place à des idées plus saines.

On a comparé en outre le bassin de Réaltort à celui du Croton (1) qui alimente la ville de New-York ; il n'y a nulle analogie. Le bassin du Croton est un bassin de réserve qui ne reçoit que de l'eau claire provenant des ruisseaux formant la rivière de ce nom ; jamais il n'a servi à la décantation ; tandis que pour mettre la vérité toute nue, celui de Réaltort, s'il peut être un bassin de décantation, ne sera jamais qu'un réservoir imparfait. Sa cuvette étant de beaucoup en contre-bas de celle du canal, on ne pourra utiliser qu'une tranche d'eau d'une épaisseur de 2 *mètres* (2), et alors la couche d'eau dans le canal ne sera plus que de 20 centimètres environ.

Le reste, soit 3,000,000 de mètres cubes, sera de l'eau ne pouvant être employée, et stagnante, une source de dangers par conséquent, et la grande capacité de Réaltort devient non-seulement indifférente mais pernicieuse.

Maintenant, un mot sur le limon que charrie le canal.

---

(1) Celui-ci a une superficie de 126 hectares, et une capacité de 2,270,000 mètres cubes ; sa profondeur moyenne n'est pas de 2 mètres ; toute l'eau qu'il contient peut être utilisée, ce qui n'a pas lieu pour Réaltort.

(2) Soit 1,500,000 mètres cubes d'eau seulement, selon M. Pascal (Rapport de 1863, page 12).

Il n'est pas fertilisant : « L'agriculture se plaint avec raison
« des inconvénients que présente la masse considérable de
« limon que charrient aujourd'hui les eaux du canal de Mar-
« seille. Ces limons, qui sont en effet fertilisants sur les bords
« de la Durance et dans les premières parties du cours du canal
« *où ils déposent leurs parties chargées de matières organiques*,
« sont pour ainsi dire sans valeur lorsqu'ils arrivent dans le
« territoire de Marseille ; or, ces mêmes limons exercent mal-
« heureusement sur les jeunes plantes qu'ils embrassent, un
« effet mécanique de compression qui s'oppose à leur déve-
« loppement (1). » Ils tuent les jeunes plantes en les collant
au sol.

Ainsi, l'eau du canal, telle qu'elle est livrée à la consommation, n'est propre ni à la boisson, ni à l'industrie, ni à l'arrosage des jeunes cultures. Elle n'est même pas très convenable
pour l'arrosage des rues dont elle augmente la malpropreté
déjà proverbiale, ainsi que l'a fait remarquer M. Grimaud de
Caux (2).

Quand elle aura séjourné dans Réaltort, il est fortement à
craindre qu'elle ne devienne malsaine, comme je l'expliquerai
plus loin.

J'ajouterai qu'elle chôme officiellement un mois chaque
année (ce qui est déplorable pour une ville appelée à devenir
de plus en plus manufacturière !) et qu'elle peut cesser de
couler inopinément, la prise d'eau pouvant être obstruée à
chaque crue de la Durance, par suite de la mobilité très-
grande des sables de cette rivière torrentueuse. C'est ce qui est
partiellement arrivé pendant l'été de 1865, précisément quand,
à cause du choléra, on avait un si pressant besoin d'une eau
pure et abondante.

_____

(1) M. Pascal, Rapport de 1837, page 27.

Je ne crois pas, du reste, que ce soit à la moindre quantité de matières organiques qu'est dû surtout le défaut de fertilité du limon
arrivé à Marseille, mais bien à sa grande ténuité.

(2) Académie des sciences.

CHAPITRE II.

ANALYSE DES EAUX DE MARSEILLE

———

La ville de Marseille, jusqu'à l'époque de la construction du canal dont j'ai raconté les principaux incidents, était mal pourvue d'eau.

Les puits, il est vrai, y sont nombreux, mais l'eau qu'ils fournissent est de mauvaise qualité. Les sources de la Rose, de Malpassé, du Grand-Puits, la dérivation du Jarret, etc., ne fournissaient qu'une quantité d'eau insuffisante à la cité même, et la campagne environnante témoignait par son aridité de la sécheresse extrême du terrain.

En effet, Marseille avec une température moyenne de 14° 36, et un vent très-violent, sec et très-fréquent, le mistral (N.-N.-O.) n'a en moyenne que 69 jours (1) de pluie par année, et, sans contredit, l'idée d'amener sur ce territoire si desséché, un volume d'eau considérable a été heureuse. Mais ceci bien admis, la réalisation a-t-elle répondu à l'excellence de l'idée ? C'est une question à laquelle tout homme de bonne foi répondra : *Non.*

La somme dépensée (plus de 50 millions) n'a pas donné tout ce qu'on était en droit d'en attendre, puisque le liquide amené à Marseille n'est pas plus de l'eau que le sable des *placers* de l'Australie n'est de l'or; il faut éplucher ce sable pour en tirer le métal précieux, et il faut épurer l'eau du canal de Marseille comme il faut isoler un minerai de sa gangue : mais encore ne faut-il pas, par l'épuration, rendre cette eau insalubre !

Quand le canal de Marseille charriera de l'eau *claire* et *saine*, alors seulement le travail sera achevé; jusqu'à présent il n'est qu'à l'état d'ébauche.

J'ai dit déjà comment on avait échoué dans ce rude labeur,

———

(1) 47 jours seulement selon d'autres.

je dirai plus tard comment le problème me parait devoir être attaqué, non sans de nouvelles dépenses sans doute, mais au moins sans danger pour l'avenir, quant à l'approvisionnement, et quant à la qualité et à la sécurité pour la *santé* des populations : ceci domine la question d'une immense hauteur.

Mais avant cela, je dois transcrire ici les recherches sur les eaux de Marseille, que j'ai faites depuis le mois d'août 1866, et quoique la question mise au concours ne comprenne que celle du canal, je crois devoir donner, comme terme de comparaison, les résultats que j'ai obtenus à la même époque avec l'eau de la Rose.

Dans un appendice, je joindrai l'analyse des eaux et des gaz des ports de la ville.

§ 1. Canal de Marseille.

Eau recueillie le 24 août 1866.

Propriétés physiques. — Rendue louche par du limon presque blanc (1), sans odeur, sa température est élevée.

Degré hydrotimétrique. — Le degré hydrotimétrique de l'eau du canal a varié de 17° 5 à 26° 5; le degré le plus faible se trouve au printemps, époque de la fonte des neiges dans les Alpes. (Voir le tableau ci-après).

Analyse. — L'analyse de cette eau a été faite avec un soin extrême sur la même prise d'eau. Deux opérateurs (2) agissaient séparément; les résultats ont présenté généralement une très-grande concordance; quand l'écart était sensible, on procédait à une nouvelle détermination.

La réaction est alcaline. Il n'y a pas de nitrates, mais des

---

(1) Les eaux troubles ne se clarifient quelquefois jamais par le repos, telles sont les eaux blanches de Versailles. Ce phénomène paraît dû à la même cause que le mouvement brownien, soit à la différence de longueur d'ondes des couleurs primitives du spectre?

(2) L'autre opérateur était M. Caillol, préparateur de chimie à la Faculté des Sciences (où ces analyses ont été faites); qu'il en recoive ici mes bien sincères remerciments.

matières organiques qui ont été dosées par le procédé indiqué, par M. Péligot (1).

Le précipité, obtenu *à froid* par le perchlorure de fer, recueilli et bien lavé était calciné ; Fe^2O^3 était alors pesé ; on obtenait ainsi le rapport de la matière organique des différentes eaux. Ainsi, la matière organique de l'eau du canal a été trouvée, par litre, équivalente à 0 gr. 170 de sesquioxyde de fer, et celle de l'eau de l'égout de la Canebière à 0 gr. 466.

Gaz dégagés par l'ébullition :

$$CO^2 = 13^{cc}50$$
$$\left.\begin{array}{l} O = 4.85 \\ Az = 11.37 \end{array}\right\} \ 16.22$$
$$\overline{29.72}$$

Composition de l'air dissous : $\quad$ O $= 29.90$
$$Az = 70.10$$
$$\overline{100.00\ (2)}$$

L'eau du canal étant au mois d'août à une température élevée, les gaz dissous sont peu abondants, leur coëfficient de solubilité étant en raison inverse de la température.

Ammoniaque par litre, 0 millig., 02867.

Matériaux solides : résidu séché à + 110, par litre, 0 gr. 335.
$\qquad\qquad\qquad$ id. $\quad$ calciné $\qquad$ id. $\quad$ 0 » 225.

Poids du carbonate de chaux dosé directement, 0 gr. 06078.

Poids du carbonate de magnésie également dosé directement, 0 gr. 00293.

Acide carbonique, total : 0 gr. 08273, en volume 42 cc. 07.

	gr.
Acide sulfurique............	0.07817
» silicique......	0.00533
Chlore....................	0.01495
Soude	0.03909
Chaux......	0.07673
Magnésie.................	0.00549
Alumine et fer.	0.00133
	0.22109

(1) *Comptes-rendus de l'Académie des Sciences*, 25 avril 1864.
(2) CO^2 = acide carbonique. O = oxygène — Az = azote.

Combinaisons hypothétiques qui résultent de ces nombres :

	gr.
Carbonate de soude........	0.03398
» de chaux........	0.05941
» de magnésie.....	0.00293
Sulfate de chaux..........	0.10787
» de magnésie.......	0.01147
» de soude..........	0.01036
Chlorure de sodium	0.02377
Silice...................	0.00533
Fer et alumine..........	0.00133
	0.25645
Et à l'état de bicarbonate........	0.29824

Total des sels terreux = 0.18168

A ne considérer que le degré hydrotimétrique de cette eau et la composition des sels qu'elle renferme, elle est de bonne qualité une fois clarifiée ; mais la matière organique, *qu'il est facile d'y déceler*, doit mettre en garde contre cette opinion trop optimiste.

Je discuterai plus tard ce point, qui est celui autour duquel se fait tout le débat. En tous cas, je le répète, il faut se donner bien garde d'augmenter ou d'altérer cette matière organique, puisque l'eau du canal alimente la presque totalité des bornes-fontaines et la majeure partie des concessions privées. Son emploi, s'il n'est pas absolu, est général, et l'inspection du tableau suivant révèle, sans commentaires, dans quel triste état elle est livrée à la consommation marseillaise.

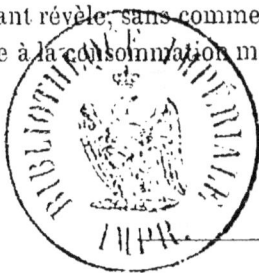

TABLEAU indiquant l'aspect et le degré hydrotimétrique de l'eau du Canal

Après les 15 jours de chômage qui ont eu lieu en Mars et Avril 1867, puisée à une borne-fontaine.

DATES.	MOIS D'AVRIL 1867.	Hydrotimétrie.	MOIS de MAI.	Hydrotimétrie.	MOIS de JUIN.	Hydrotimétrie.	MOIS de JUILLET.	Hydrotimétrie.	MOIS D'AOUT.	Hydrotimétrie.	MOIS de SEPTEMBRE.	Hydrotimétrie.	MOIS D'OCTOBRE.	Hydrotimétrie.
1	»		très trouble.		très trouble.		trouble.		à peine louche.		trouble.		louche.	24°5
2	»		trouble.		non recueillie.		moins trouble.		non recueillie.		id.		id.	
3	»		louche.		très trouble.		encore moins trouble.		id.		moins trouble.		id.	
4	»		id.		id.		id.		très trouble.		id.		id.	
5	trouble.	23°	id.		non recueillie.		plus trouble.		peu trouble.		id.		id.	
6	louche.		id.		très trouble.		moins trouble.		id.		encore trouble.		plus louche.	
7	plus louche.		très louche.		id.		id.		non recueillie.		louche.		louche.	
8	id.		id.		id.		id.		à peine louche.		id.		id.	
9	id.		louche.		id.		id.		louche.		trouble.		id.	
10	très louche.	23°	très louche.	18°	id.		id.		id.		louche.	26°	id.	
11	moins louche.		id.		id.		id.		id.		id.		id.	
12	encore moins louche.		trouble.		id.		id.		id.		id.		trouble.	
13	id.		id.		id.		louche.		id.		très trouble.	26°5	non recueillie.	24°5

Jour							
15	à peine louche.						
16	louche.	à peine louche.	trouble. id.	à peine louche.	id.	non recueillie.	plus trouble.
17	id.	presq.limpide. 18°5	moins trouble.	id.	id.	à peine louche.	non recueillie.
18	plus louche.	id.	id.	non recueillie.	id.	extrêmement trouble. id. horriblement trouble.	»
19	louche.	Accident de Réaltort pas d'eau.	id.	très louche.	à peine louche.	23°	»
20	plus louche.		peu trouble.	id.	non recueillie.	moins trouble.	»
21	id.	très louche.	id.	id.	à peine louche.	trouble.	»
22	id.	id.	non recueillie.	id.	presq.limpide.	trouble.	»
23	très louche.	presq.limpide.	très trouble.	louche.	id.	beaucoup moins trouble.	»
24	presq.trouble.	id.	id.	à peine louche.	id.	très louche. id.	»
25	id.	id.	peu trouble.	• id.	extrêmement trouble. 20°5	trouble.	»
26	presq.limpide. 22°5	non recueillie.	très trouble.	presq.limpide.	presq.limpide. 25°5	id.	»
27	trouble.	presq.trouble.	moins trouble.	trouble.	très trouble.	très louche.	»
28	presq.limpide.	non recueillie.	id.	louche.	extrêmement trouble. id.	trouble.	»
29	louche.	presq.limpide.	très trouble.	trouble.	id.	id.	»
30	très trouble.	extrêmement trouble (1)	extrêmement trouble.	louche. 22°5	beaucoup moins trouble.	très louche.	»
31	id.			à peine louche.		trouble.	»

(1) Le 13 septembre, cette eau conservée sent fortement l'hydrogène sulfuré ; elle précipite en noir l'acétate acide de plomb. Le limon est devenu tout-à-fait noir, de gris qu'il était.

§ II. Eau de la Rose.

Eau puisée le 8 septembre 1866 :

Propriétés physiques. — Presque constamment d'une limpidité parfaite, inodore.

Dégré hydrotimétrique le 8 septembre 1866........ 39°

Analyse.— Poids du résidu séché à + 110, par litre. 0.660

        id.   après calcination...... 0.360

Mais un dégagement de vapeurs blanches indique que des sels (ceux de magnésie), ont été chassés. Elle ne contient pas de nitrates d'une manière sensible.

La matière organique est représentée par 0 gr. 155 de sesquioxyde de fer calciné.

Gaz obtenus par l'ébullition, par litre :

$$CO_2 = 43^{cc}60$$
$$O = 5.43$$
$$Az = 12.13 \quad \rule{0pt}{0pt}$$
$$\left.\begin{array}{} \\ \\ \end{array}\right\} 17.56$$
$$\overline{61.16}$$

Composition de l'air dissous : O = 30.92

                        Az = 69.08

                            $\overline{100.00}$

L'ammoniaque n'a pas été déterminée.

Carbonate de chaux dosé directement........ 0 gr. 23685

  »   de magnésie   »   .... 0 » 00632

Acide carbonique, total : 0 gr. 291, en volume 149 cc. 26.

	gr.
Acide sulfurique..........	0.13732
» silicique...........	0.00980
Chlore...................	0.02741
Soude	0.06209
Chaux...................	0.17300
Magnésie................	0.01449
Alumine et fer...........	0.00260
	0.42671

Combinaisons hypothétiques en résultant :

	gr.	
Carbonate de chaux........	0.23685	
» de magnésie.....	0.00632	Total des sels
Sulfate de chaux..........	0.09763	terreux
» de magnésie.......	0.03459	= 0.37593
» de soude..........	0.10081	
Chlorure de sodium	0.04519	
Silice....................	0.00980	
Alumine et fer...........	0.00260	
	0.53379	
Et à l'état de bicarbonate........	0.64095	

L'eau de la Rose, plus chargée de sels que l'eau du canal, sur laquelle elle a l'immense avantage de la limpidité constante, contient aussi un poids de matières organiques qui doit faire douter de sa très-bonne qualité.

Accessoirement, je dirai quelques mots de certaines eaux tout-à-fait secondaires.

§ III. Eau du puits artésien de la place Saint-Ferréol.

Débit très faible. Elle est ferrugineuse et sa saveur est légèrement styptique.

Degré hydrotimétrique : 24°.

Résidu séché à + 110, par litre..........	0.430
» calciné.........................	0.310
Carbonate de chaux, par litre...........	0.05430
Sulfate de chaux......................	0.04960

§ IV. Puits ordinaires.

Puits de la rue de Lodi : degré hydrotimétrique....		68°
» près de Saint-Michel	»	.... 52°5
» boulevard de la Madeleine	»	.... 76°

L'eau de ce dernier puits contenait des infusoires et des entomostracés vivants.

L'air en dissolution s'élevait à 19 cc. 31, dont la composition en centièmes est représentée par :

$$O = 20.61 \text{ seulement.}$$
$$Az = 79.39$$
$$\overline{100.00}$$

Poids du résidu séché à + 110. par litre...... 2.370
» » calciné..................... 1.710
» de la chaux.......................... 0.31975
» de l'acide sulfurique.................. 0.72887

La matière organique est représentée par litre, par 0 gr 235 de sesquioxyde de fer.

L'eau de ce puits est donc de très-mauvaise qualité sous tous les rapports.

En résumé : les eaux de Marseille, sauf celles des puits, si elles présentent une composition en sels, qui les range parmi les bonnes eaux potables, contiennent une proportion de matières organiques malheureusement fort élevée. Si nous comparons ces eaux à deux eaux de Paris, celle de la Seine et celle du canal de l'Ourcq, et si nous consultons le mémoire de M. Péligot, cité plus haut, nous trouvons que le chiffre qui représente la matière organique de ces deux dernières, a varié de 0 gr. 094 à 0,131 par litre.

Mais ici le dépôt ferrique était desséché et non point calciné. Il faut donc pour rendre la comparaison facile, retrancher des chiffres de M. Péligot, d'abord 5 0/0 de matières organiques (1). puis toute l'eau de constitution qui entre dans la composition

---

(1) Voir Mémoire cité, page 3.
Composition du dépôt : Hydrate ferrique............ .... 77.5
Matière organique azotée............ 4.8
Oxyde de fer combiné à cette matière. 17.7
$$\overline{100.00}$$

de l'hydrate ferrique mélangé et non combiné à la matière organique.

Or, le poids de cet hydrate s'élève à 75.5 0/0 du poids total, et en admettant que cet hydrate soit celui représenté par la formule $(Fe^2 O^3) + 3 HO$, on voit qu'il faut encore déduire au moins onze de ce nombre, soit en somme 16 0/0.

Les nombres 0.094 et 0.131 sont ainsi ramenés à 0.078 et à 0.110, qui représentent en sesquioxyde de fer calciné la matière organique de l'Ourcq et de la Seine : nombres bien inférieurs à ceux que j'ai trouvés pour l'eau du canal de Marseille (0,170) et de la Rose (0.155).

Que devient devant ces chiffres, résultant de pesées exactes, l'assertion de M. l'ingénieur Pascal ? « Personne à Marseille n'a « jamais songé à attaquer les eaux (celles du canal) qui arri- « vent, au point de vue de la salubrité. *Ces eaux sont les* « *meilleures que l'on puisse boire, et aucune eau de source ne peut* « *à ce point de vue leur être préférable.*» (*Rapport officiel* de 1865, page 13.)

Cette assertion est purement gratuite, car les vrais buveurs d'eau trouvent celle de Marseille fort mauvaise, et nous verrons plus loin ce qu'il faut en penser au « *point de vue de la salubrité.* »

On ne s'avise jamais de tout, et il était inutile de lever ce lièvre dans ce rapport.

M. Péligot (*Mémoire* cité), se basant sur des considérations dont il est impossible de ne pas admettre la justesse, n'hésite pas à décréter l'abandon de l'eau de Seine, citée cependant, elle aussi, comme type d'une bonne eau potable. Que penser dès lors des eaux de Marseille moins pures que celles de la Seine ?

Le savant membre de l'Académie des sciences préfère beaucoup, pour la boisson, une eau même très-chargée de matières minérales, si elle ne renferme pas de matières organiques en si faible proportion que ce soit (il peut en être tout différemment pour certaines industries) « car, dit-il, pour l'eau, comme pour « l'air atmosphérique, *il n'y a pas de petits faits.* » Malheureusement on ne connait pas les matières organiques non précipitables par les sels de fer ou d'alumine.

Que devient aussi l'affirmation bien autrement grave, à cause de son origine, de M. Sirus Pirondi, rapporteur d'une commission du Conseil d'hygiène, où il est dit : « Que les eaux de la « Durance peuvent être classées parmi *les plus pures et les plus* « *complètement exemptes de matières organiques que l'on puisse* « *livrer en France à l'usage des populations.* » (*Rapport*, page 7.)

Des eaux de rivière ! c'est à n'y pas croire. Au reste, M. Pirondi ne sait rien du tout de cela, puisque, avant moi, personne n'avait dosé la matière organique de l'eau du canal de Marseille.

Que dira aussi M. Pirondi, quand il saura que l'eau de Saint-Laurent, qu'on boit au Havre, ne contient pas trace de matières organiques précipitables par le perchlorure de fer ? (M. Péligot. *Mémoire* cité.)

TABLEAU COMPARATIF
Des Matériaux en dissolution dans les Eaux de Marseille.

	CANAL de Marseille.	LA ROSE.
Résidu séché, à 110, par litre	0.335	0.660
Degré hydrotimétrique	26°	39°
Gaz dégagé par l'ébullition $CO_2 = $	cc. 13.50	cc. 43.60
$O = $	4.85	5.43
$Az = $	11.37	12.135
Composition de l'air dissous $O = $	29.90	30.92
$Az = $	70.10	69.08
Matière organique évaluée à $Fe_2O_3 = $ ..	0.170	0.155
Acide carbonique	0.0827	0.2912
» sulfurique..................	0.0782	0.1373
Silice (SiO_3)	0.0053	0.0098
Chlore.........................	0.0149	0.0274
Soude	0.0391	0.0621
Chaux.........................	0.0767	0.1730
Magnésie.......................	0.0055	0.0145
Alumine et fer..................	0.0013	0.0026

POIDS TOTAL

Des Sels reconstitués, par litre, dans quelques Eaux.

Canal de Marseille à l'état de bicarbonate........... 0.298
Eau de la Rose (source)   » 0.646
  »   de la Seine (à Ivry)   » 0.240
  »   d'Arcueil (source)   » 0.527
  »   du puits de Grenelle à l'état de carbonate....... 0.142
  »   du canal de l'Ourcq à l'état de bicarbonate 0.590
  »   de la Loire à Mehung à l'état de carbonate...... 0.134
  »   de la Garonne à Toulouse   » 0.136
  »   du Rhône à Lyon   » 0.184
  »   du Rhône devant Nîmes   » 0.250
  »   du Rhin à Bâle   » 0.171
  »   de l'Escaut   » 0.294
  »   de la Tamise à Greenwich   » 0.397
  »   du Tibre   » 0.490
  »   Felice à Rome (source)   » 0.270
  »   Vergine   »   »   » 0.263
  »   Paolina   »   (lac)   » 0.140
  »   de l'Aïnsboudja à Alger (source) » 0.375
  »   du Hamma à Alger (source)   » 0.460
  »   de Saint-Laurent du Havre (source)........... 0.560

MATIÈRE ORGANIQUE

Représentée par Fe²O³ dans quelques Eaux potables.

Eau de Saint-Laurent du Havre .... néant
  »   de la Seine............................... 0.078
  »   de l'Ourcq 0.110
  »   de la Rose.... .... 0.155
  »   du canal de Marseille...................... 0.170

CHAPITRE III.

CONSIDÉRATIONS HYGIÉNIQUES SUR LES EAUX DE MARSEILLE

Il a été publié, l'an dernier, sur la salubrité des eaux du canal de Marseille deux rapports ; le premier en date est intitulé : *Rapport fait à la Commission scientifique du Comité médical des Bouches-du-Rhône, dans sa séance du 23 mars, par MM. E. Maurin, docteur en médecine; Dussau , pharmacien-chimiste ; E. Mittre, docteur en médecine.* Le second a pour titre : *Rapport du conseil d'hygiène sur la salubrité des eaux du canal passant à travers le bassin de Réaltort, fait sur la demande de M. le Préfet des Bouches-du-Rhône.* Il est signé : Sirus Pirondi.

On se demande d'abord sur quelles données, sur quelles expériences peut s'appuyer le Conseil d'hygiène pour résoudre la question de la salubrité des eaux du canal *passant à travers le bassin de Réaltort,* puisque ce bassin n'a été utilisé que pendant fort peu de temps. L'accident du mois de mai 1867 étant survenu quelques jours après qu'on l'eut rempli.

Pour arriver à une solution définitive il eût fallu non pas un mois, ni même une année, mais bien plusieurs. Il faut attendre au moins que le bassin commence à s'envaser notablement.

Les conclusions du rapporteur ont donc été établies seulement sur l'induction et sur des vues sans fondements solides.

Eh bien ! en suivant la voie de l'induction , on arrive à conclure, non pas que l'eau traversant Réaltort sera salubre, comme le dit le rapporteur du conseil d'hygiène, mais bien qu'elle sera dans un temps plus ou moins proche beaucoup plus malsaine qu'à présent.

Suivons donc le rapporteur pas à pas et voyons comment il est arrivé à ses conclusions.

La lettre de M. le Préfet, qui invite le conseil d'hygiène à faire connaître son avis, est du 17 avril (un mois plus tard le désastre de Réaltort eût rendu cette lettre inutile). Le rapport est du 27 du même mois et je trouve qu'une question aussi obscure que celle de l'eau salubre ou malsaine a été bien vite résolue.

Il est vrai que le rapporteur dit que plusieurs séances ont été consacrées à l'examen de *plusieurs éléments se groupant autour de la question principale ;* ce qui aura sans doute fait négliger celle-ci.

Qu'on ait traité dans ce rapport des propositions sur lesquelles le Conseil n'avait pas à se prononcer, c'est ce qui résulte de la lecture de ce factum. (Voir page 11, l'alinéa commençant par : « 1° Qu'il faut être dénué de sens, etc. »)

Raison de plus d'être choqué de la rapidité d'un tel travail et du ton tranchant et boursouflé qui domine sa rédaction, et l'on est amené à se demander si c'est un homme sérieux qui a confectionné une pareille œuvre, passionnée sans motifs.

Le rapporteur avance que, conformément aux résultats auxquels est parvenu M. Morren, par des recherches personnelles entreprises depuis longtemps, les eaux de la Durance peuvent être classées parmi *les plus pures et les plus complètement exemptes de matières organiques que l'on puisse livrer en France à l'usage des populations* (1).

M. Morren est, en effet, fort connu par de belles recherches sur les êtres microscopiques qui peuvent se développer dans l'eau (2). Ayant vu sans doute que celle du canal de Marseille, abandonnée à elle-même, ne se peuplait pas facilement, ce qui a lieu, en effet, au moins pour les microphytes, il en a conclu que cette eau ne contenait pas de matières organiques.

C'est une espèce d'analyse physiologique ; et vraiment le grand problème de la salubrité des eaux serait fort facile à résoudre si cela suffisait : mais, malheureusement, il n'en est

_____

(1) Rapport, page 7.— J'ai dit précédemment que c'était aussi l'opinion de M. l'ingénieur Pascal.

(2) *Annales de Chimie et de Physique.* — 1840, t. 1.

point ainsi, et telle eau reconnue comme de très-bonne qualité est bientôt peuplée d'êtres vivants, même d'un ordre assez élevé, surtout dans le règne végétal ; j'en pourrais citer maints exemples (1) ; tandis que telle autre, évidemment malsaine, amène un résultat tout contraire. Cela dépend de causes diverses, dont quelques-unes sont connues; les autres ayant jusqu'ici échappé à la sagacité des hommes.

Au reste, la production des organismes inférieurs est bien trop obscure, environnée de trop de mystères, sujette à trop de controverses, pour que, dans une discussion officielle surtout, les résultats obtenus dans cette voie puissent entrer en balance avec la reconnaissance directe de matières organiques par les procédés de la chimie.

Or, si l'expérience chimique vient démontrer d'une façon irréfragable que l'eau de la Durance contient, telle qu'elle est après filtration, une quantité très-notable de matières organiques, précipitables par les sesquisels de fer ou l'alun, agissant sur les permanganates alcalins et le chlorure d'or, etc., peu nous importe qu'il s'y développe ou non des êtres vivants.

Je suis trop sûr du haut jugement de M. Morren pour qu'il ne soit pas absolument de cet avis, et je sais, d'une manière tout-à-fait certaine, qu'il a tellement confiance dans le bassin de Réaltort, que, s'il était le maître, *il n'y mettrait pas même de l'eau pure*, tellement il redoute pour un tel réservoir, les germes disséminés dans l'air. Que sera-ce donc avec l'eau de la Durance ?

Mais que sont, comme importance, au point de vue élevé qui nous préoccupe, les matières précipitables par les sels de fer ou le sulfate d'alumine, en comparaison de celles qui ne le sont pas ?

M. Péligot, dans le remarquable Mémoire que j'ai déjà mis souvent à contribution dit : « Il est fort probable que ces eaux, « de la Seine et de l'Ourcq, renferment encore d'autres matières « organiques (que celles précipitables par le perchlorure de

_____

(1) Je me contenterai de signaler les belles eaux de Rome, si abondantes et si excellentes, sauf la *Paolina*..

« fer), qu'on arrivera plus tard à en séparer par d'autres procé-
« dés. » Et plus loin : « Loin de dédaigner les corps qui se
« rencontrent dans les eaux en très-faible proportion, c'est
« surtout à la recherche de ces corps qu'il faut s'attacher
« désormais. » (Page 4.)

M. Bellamy, dans un mémoire présenté à l'Institut le 11 novembre 1867, et intitulé : *De l'emploi du sous-sulfate d'alumine
pour constater la présence et évaluer la proportion de certaines
matières organiques dans les eaux*, s'exprime ainsi : « La matière
« organique dans les eaux provient principalement de détritus
« en voie de décomposition. Elle est en général de la même
« nature que les matières dites humiques.......... L'alumine
« n'entraîne pas toutes les matières organiques ; celles des eaux
« étant très-complexes, on conçoit qu'elle soit sans action sur
« quelques-unes. C'est ce qui arrive avec l'eau de fumier, etc. »

Ainsi, il y a dans l'eau, qui a passé sur le fumier, des matières
qui ne sont pas précipitables. Les précipités n'entraînent en
quelque sorte que les substances organiques les plus grossières :
ce sont très-probablement les moins offensives.

M. Pirondi avoue (page 7) que la commission du conseil
d'hygiène n'a pas les éléments pour donner un avis certain,
qu'il faut beaucoup de temps. Comment parle-t-il alors de
prétendus dangers ? Comment sait-il qu'ils sont *prétendus ?*

Mais, indépendamment des suppositions de M. Pirondi, en
contradiction formelle avec tout ce qu'on sait sur les eaux, son
rapport fourmille d'erreurs matérielles.

Ainsi, il avance que le bassin de Ponserot, qui contient
120,000 mètres cubes d'eau, voit son contenu renouvelé en 180
minutes (ni une de plus, ni une de moins, sans doute parce que
c'est la moitié de 360, ou une demi-circonférence, car vraiment,
on est en droit de voir là-dedans de la cabale !) (1). Il ne l'est

(1) Dès lors je ne serais pas étonné d'apprendre un jour que notre
Docteur, à l'exemple du vieux Caton, traite les malades par quelques
paroles magiques comme celles-ci : *Votas vœta daries dardaries asta-
ries dissunapiter. » (Cato. de Re rusticâ).*

réellement que quand on le vide pour en enlever la vase, soit trois fois par an, selon M. Pascal. (*Rapport* de 1865, page 6, tableau) ; sa cuvette étant en contre-bas de celle du canal.

Il avance de même que l'eau du bassin de Réaltort, qui en renferme 4,500,000 mètres cubes, est complètement renouvelée en six ou sept jours au *maximum*. Au maximum, M. Pirondi ! Je tiens de M. Pascalis lui-même que la goutte d'eau qui entre dans Réaltort, mettra dix jours au moins pour en sortir.

Et M. Pascal (*Rapport officiel* de 1863, page 12), dit formellement que le canal ne peut extraire de Réaltort qu'une tranche d'eau de 2 mètres, soit 1,500,000 mètres cubes ; il en reste donc 3,000,000 qui doivent séjourner dans le bassin, puisque la masse d'eau déroutée peut glisser sur le reste ; les molécules liquides roulant les unes sur les autres avec une facilité extrême. Réaltort ne doit jamais être vidé d'après M. Pascalis, et l'eau est bien loin de se renouveler en six ou sept jours. En tous cas, même en admettant le mouvement du liquide en masse, et même avec un débit de 7 mètres cubes par seconde, en six jours, il ne sortirait que 3,628,800 mètres cubes, et en sept jours 4,233,600 mètres cubes au lieu des 4,500,000 que contient le bassin. La vérité est que cette eau se renouvellera dans un temps absolument inconnu et peut-être jamais !

Aussi, je me demande pourquoi M. Pascal (*Rapport* de 1863, page 15), affirme que ce qu'a dit Arago, c'est-à-dire que les eaux séjournant pendant dix jours en plein air se chargent, surtout dans les pays chauds, de matières azotées provenant de la décomposition des animalcules qui y naissent et y meurent, ne peut pas se réaliser dans le bassin de Réaltort ?

M. Pirondi prétend aussi qu'on a tort d'octroyer aux eaux décantées par Réaltort, les vices inhérents aux eaux stagnantes, *que cela pèche par le côté scientifique*. Mais pourquoi ? Voilà ce que ne dit point le rapporteur de la commission du Conseil d'hygiène.

C'est le rapport de M. Pirondi qui pèche par là, vu qu'on n'y trouve absolument rien autre chose que des dénégations et des affirmations sans preuves.

Que M. Pirondi veuille donc bien nous dire en quoi le bassin de Réaltort différera d'un étang, dans quelques années, quand il sera envasé, ce qui aura lieu rapidement, puisque je tiens de M. Pascalis qu'il s'y déposera environ un mètre de vase par an ?— On a vu précédemment le temps indiqué par M. Pascal pour qu'il soit comblé. M. Pirondi donne au bassin de Réaltort une profondeur considérable, qui varie entre 8 et 20 mètres. La vérité vraie est que cette profondeur varie de 0 mètre à 18 mètres : la moyenne pouvant être estimée entre 4 à 5 mètres.

Mais voici bien une autre chose, taxée d'hérésie scientifique, au sein même du Conseil d'hygiène, par un des membres les plus compétents de ce Conseil.

Je cite textuellement le rapport, car c'est à n'y pas croire !

« Personne n'ignore (personne n'ignore !) en effet, qu'à un
« peu plus d'un mètre de profondeur, une large nappe d'eau
« présente une température toute différente de celle qui existe
« à sa surface ; ce qui signifie que l'action de la chaleur diminue
« au fur et à mesure qu'on s'éloigne des couches les plus super-
« ficielles (1). La lumière elle-même n'agit pas avec une égale
« intensité à des profondeurs diverses, surtout si elle tombe
« sur des eaux louches. On ne peut donc admettre que, dans
« l'état actuel de nos connaissances, la chaleur et la lumière
« puissent exercer une action malfaisante à une profondeur
« aussi notable que celle que nous avons indiquée. »

(Mais pourquoi cela, qu'en savez-vous ?)

« Alors même que la prétendue cuvette de l'eau de Réaltort
« serait riche en matières organiques azotées, ce qui est au
« moins contestable. »

Comment ! *la prétendue cuvette!* Est-ce que le bassin de Réaltort n'aurait pas de cuvette ? Ne contestez pas la matière organique azotée, l'analyse chimique la démontre. Examinez la vase qui se dépose dans les caisses à eau, à un grossissement de 400 diamètres, et vous y verrez la matière azotée très-vivante.

Mais voyons donc ce que devient la chaleur dans l'eau.

_____

(1) Ceci est une vérité de la force de celles de M. de la Palisse.

D'abord les eaux troubles s'échauffent plus que les eaux lim-
pides ; ensuite l'eau amenée par la Durance sera pendant l'été
à une température élevée.

Enfin, MM. Becquerel et Breschet ont trouvé, en expérimen-
tant sur le lac de Genève, que la température marche ainsi :

Si à la superficie elle est de + 19° 80
Elle sera, à 20 mètres de..... 12° 30
—   à 40   »   de.... 9° »»
—   à 104 »   de..... 6° 50

Théodore de Saussure avait déjà trouvé sur le lac Majeur :

Superficie T =   25° »
128 mètres T =   6° 75

Or, à 20 mètres de profondeur, la température étant encore
de plus de 12° il est certain que dans Réaltort, dont la profon-
fondeur maximum n'est que de 18 mètres, la température
moyenne sera plus que suffisante pour que la vie puisse s'y
développer.

Du reste, l'expérience la plus vulgaire enseigne que l'eau
peut avoir une température élevée à des profondeurs fort
considérables : les plongeurs savent cela.

Pendant la chaleur de l'été, l'eau arrivant tiède dans Réaltort
toute la masse liquide sera à une température relativement
élevée ; tandis que pendant les grands froids de l'hiver, quand
la température descendra au-dessous de + 4°, l'eau la plus
chaude pourra être en contact avec le limon et les corps organisés qui s'y développeront.

Voyons maintenant comment se comporte la lumière avec
l'eau.

Il résulte des recherches de MM. Cialdi et Père Secchi, faites devant Civita-Vecchia, (*Comptes-rendus*, séance du 17
juillet 1865) que la lumière pénètre très-profondément dans
l'eau, puisque avec une inclinaison du soleil de 60° 17' un
disque blanc horizontal est visible à 42 mètres 5, et qu'une sim-
ple assiette de faïence est toujours visible à 35 mètres avec une
inclinaison solaire de 59° 48'.

Les disques jaunes et couleur de vase disparaissent de 17 à 24 mètres.

Ainsi, après un voyage de 85 mètres, la lumière est seulement réduite à ne contenir que les rayons qui constituent la couleur de la mer. L'eau arrête les rayons extra-rouges (calorifiques) et laisse passer les extra-violets (chimiques), précisément ceux qui activent la décomposition ! Qu'en pense M. Pirondi avec son mètre d'eau ?

Chacun sait encore, qu'à de grandes profondeurs, la vie animale et végétale est très-active, et comme le dit Alex. de Humboldt dans un magnifique langage : « La mer aussi a ses « forêts : ce sont de longues herbes marines qui croissent sur « les bas-fonds ou les bancs flottants de fucus que les courants « et les vagues ont détachés, et dont les rameaux déliés sont « soulevés jusqu'à la surface par leurs cellules gonflées d'air. « L'étonnement que fait naître la profusion des formes organi- « ques, dans l'Océan, s'accroît encore par l'emploi du micros- « cope ; on sent alors avec admiration que, là, le mouvement « et la vie ont tout envahi. *A des profondeurs qui dépassent la* « *hauteur des plus puissantes chaînes de montagnes*, chaque cou- « che d'eau est animée par des polygastriques, des cyclidies (1) « et des ophridium (2). Là pullulent les animalcules phospho- « rescents, les mammaria de l'ordre des acalèphes, les crustacés, « les péridinium (3), les néréides, dont les innombrables « essaims sont attirés à la surface par certaines circonstances « météorologiques, et transforment alors chaque vague en une « écume lumineuse. *L'abondance de ces petits êtres vivants, la* « *quantité de matière animalisée qui résulte de leur rapide décom-* « *position est telle, que l'eau de mer devient un véritable liquide* « *nutritif pour des animaux beaucoup plus grands* (4). »

(1) *Cyclidium* divers de Erhemberg et Dujardin.

(2) Genres : *Ophrydium*, — *Tintinnus*, — *Vaginicola*, — *Cothurnia*.

(3) *Peridinium tripos*, *Michaëlis*, *furca*. *Macroceros*, *tridens*, etc.

(4) *Cosmos*, traduit par M. Faye, membre de l'Institut, p. 365 et suiv. Voir aussi Michelet, *la Mer*, page 107 : « On a déjà dit que l'absence

Il s'agit de la mer, me dira M. Pirondi! Mais qu'importe! Puis, n'ai-je pas trouvé dans l'eau d'un puits très-profond du boulevard de la Madeleine, où ne pénètre guère de lumière ni de chaleur, des infusoires et même des crustacés (entomostracés) vivants.

Le vieux port lui-même, tout trouble qu'il est, n'a-t-il pas une vase où pullulent, par places, les animaux microscopiques? On pêche des moules et des oursins dans la Joliette à bien au-delà d'un mètre de profondeur.

Jamais, que je sache, on a reproché à l'eau du canal, même après avoir passé par Réaltort, de ne pas être aérée.

M. Pirondi se trompe grossièrement quand il avance que le limon de la Durance est *essentiellement* composé d'argile ou silicate d'alumine. Ce limon contient en moyenne 41,693 0/0 de carbonate de chaux. Cette erreur ne paraissait pas possible.

Personne non plus n'a dit que l'eau du canal donnait le choléra; mais pour ce qui regarde les fièvres d'accès, et malgré l'affirmation de M. Pascal, il est impossible de récuser le fait; et il est indubitable que depuis la création du canal et l'envasement des bassins, les fièvres intermittentes, inconnues à Marseille, ont fait leur apparition. J'ai consulté à ce sujet d'anciens praticiens du pays, et des plus honorables, ils me l'ont certifié; ce qui, du reste, a été dit au sein même du Conseil d'hygiène.

Si maintenant on jette un coup-d'œil sur le rapport fait au Comité médical des Bouches-du-Rhône, le 22 mars 1867, il est impossible de ne pas être frappé de la justesse des vues qui y sont énoncées.

Oui, l'eau de la Durance décantée par Réaltort, ou tout autre bassin à vase permanente, sera malsaine dans un temps plus ou moins éloigné.

« de lumière solaire excluait la vie, et cependant aux dernières pro-
« fondeurs le sol est jonché d'étoiles de mer. Les flots sont peuplés
« d'infusoires et de vers microscopiques, etc. » Et Darwin : « Nos
« prairies, nos forêts de terre paraissent désertes et vides, si on les
« compare à celles de la mer. »

Et cela, parce que la vase déposée dans ce bassin deviendra un foyer d'infection :

1° Par la décomposition des matières organiques de ce limon ;

2° Par la destruction d'une quantité innombrable d'êtres inférieurs ;

3° Par les détritus apportés de toutes parts par les vents ;

4° Parce que des animaux de tous genres, grenouilles, etc., y pulluleront bientôt et y laisseront des débris organiques putrescibles.

Infection favorisée par le repos presque absolu des couches profondes de l'eau et par la température élevée du pays.

Il vaudrait mille fois mieux avoir recours aux eaux des graviers, comme l'a proposé M. V. Cassaignes. Eau toujours limpide, arrivant à Marseille rapidement, sans décantation, par conséquent sans altération, ou du moins, celle-ci réduite à ses plus faibles proportions, malgré la somme plus considérable des matières minérales qu'elle contient.

En effet, les sels y seront très-probablement plus abondants que dans l'eau actuelle du canal, ce qui ressort déjà des dosages rapportés un peu plus loin, par la raison suivante. empruntée au mémoire de M. Lefort, intitulé : « *Expériences sur l'aération des eaux et observations sur le rôle comparé de l'acide carbonique, de l'azote et de l'oxygène dans les eaux douces potables ; propriétés physiques de ces eaux.* — (*Mémoire* présenté à l'Académie impériale de Médecine, le 25 novembre 1861. — *Rapport* de M. Poggiale. — *Bulletin de l'Académie*, tome XXVIII, page 90 et suivantes.) »

« Lorsqu'on l'introduit, dit M. Lefort, dans une fontaine « filtrante (celle de Paris), l'eau douce, contenant toujours un « léger excès d'acide carbonique libre, réagit sur la pierre cal- « caire filtrante et se dépouille, par le fait de la formation « d'une petite quantité de bicarbonate de chaux, de la totalité « de son acide carbonique libre. » Et plus loin : « Il n'est pas « douteux que les eaux douces, en abandonnant ainsi leur « acide carbonique libre, ne perdent également l'une de leurs « propriétés les plus essentielles, cette saveur agréable que l'on

« constate dans les eaux douces de sources qui sourdent à une
« basse température, etc. (1). » (Page 13.)

L'eau des graviers de la Durance est en quelque sorte
de l'eau de source. Celle puisée à la digue de San-Païré mar-
quait, le 22 mars 1867, 24° 5 à l'hydrotimètre, (résidu
séché à + 110° = 0.420), tandis que l'eau puisée dans la rivière
le même jour, et tout à côté de la précédente, donnait seulement 20° 25, (résidu séché à + 110, par litre, = 0.380).

La quantité de matière organique précipitable par les persels
de fer était exactement la même pour ces deux eaux; soit
0 gr. 185 $Fe^2 O_3$ pour celle des graviers, et 0.184 $Fe^2 O^3$ pour
celle de la rivière.

L'eau des graviers, coulant limpide, perdra du reste des sels
terreux en route, l'expérience ayant démontré depuis longtemps
qu'une eau de source (ne charriant point de sable calcaire) a un
degré hydrotimétrique d'autant plus faible qu'elle est essayée
plus loin de son point d'émergence.

Ainsi, l'eau filtrée à travers un calcaire (sable comme les graviers des bords de la Durance, pierre poreuse comme la fontaine
parisienne) a perdu une de ses qualités. Mais l'eau dans son
parcours, à l'air libre ou dans des conduits aérés, des graviers
à Marseille, fait un voyage d'une durée bien plus que suffisante
pour récupérer ce qu'elle aura perdu, c'est-à-dire de l'acide
carbonique.

Il résulte encore des recherches de M. Jules Lefort (*Mémoire*
cité) :

« 1° Que les eaux de sources, non suffisamment aérées et
« exposées à l'air, se saturent très-promptement d'oxygène et
« d'azote (page 14 ; voir le détail des expériences, pages 8, 9,
« 10 et 11 du *Mémoire*) ;

(1) Parmentier avait déjà dit : « La limpidité et la transparence de
« l'eau de la Seine, obtenue par le moyen de fontaines filtrantes, sont
« toujours aux dépens d'une partie surabondante d'air dont cette eau
« se trouve imprégnée, et qui constitue sa bonté, sa légèreté, *son*
« *gratter*. etc. »

« 2° Que les éléments de l'air, dissous dans les eaux, ont une
« tendance très-grande à se mettre en équilibre stable avec les
« éléments de l'air ambiant; mais que cet équilibre se trouve
« continuellement modifié par la différence de solubilité des gaz
« carbonique, azote et oxygène dans les eaux;

« 3° Que lorsque les eaux aérées sont exposées à l'air, elles
« tendent toujours à absorber du gaz carbonique ambiant, en
« même temps qu'un volume correspondant d'oxygène et d'azote
« est éliminé;

« 4° Que, pour l'approvisionnement des villes, les eaux de
« sources ordinaires et les eaux de sources artésiennes, *dont la*
« *température n'est pas supérieure à + 15°*, peuvent être utilisées
« *à l'égal des eaux de rivière* (1), pourvu qu'on leur ait donné
« le temps de se saturer suffisamment d'oxygène, d'azote et
« d'acide carbonique; en un mot, pourvu qu'on les utilise à
« une grande distance de leur point d'émergence. » (Page 15.)

Les eaux des graviers de la Durance seront donc aérées après
un parcours de quelques kilomètres; et, seraient-elles beaucoup
plus chargées de sels qu'elles ne le seront réellement, on devrait
encore les préférer à celles provenant directement de la rivière
et ayant séjourné dans des bassins. Nous devons à cet égard par-
tager l'avis de M. Péligot quand il dit :

« C'est ainsi que l'eau de Saint-Laurent du Havre, tout en
« marquant environ 40 degrés hydrotimétriques (un litre de
« cette eau laisse 0,560 de résidu, et celui-ci contient 64 0/0 de
« carbonate calcaire), est bien préférable à l'eau de la Seine
« qui n'en marque que 18 ou 20. Ces eaux viennent néanmoins
« toutes deux des terrains calcaires; elles renferment les mêmes
« principes minéraux; mais la plus pure est, à mon sens » (au
mien aussi), « celle qui en renferme le plus, *parce que, bien que*
« *chargée de substances minérales, elle est exempte de produits or-*
« *ganiques.*

(1) M. Michel Lévy — *Traité d'Hygiène* — fait ressortir aussi les
avantages qu'ont les eaux de source sur les eaux de rivière, pourvu
qu'elles soient aérées.

« J'irai plus loin. Je suis porté à admettre que, dans certains
« cas, le degré hydrotimétrique d'une eau est en raison inverse
« de sa qualité. » (Mémoire cité, p. 8.)

Chacun sait, en effet, que le bicarbonate de chaux, aidé d'une
quantité notable d'acide carbonique, est inoffensif, même à
haute dose, et que les eaux minérales bicarbonatées, calcaires,
acidules, dont on boit souvent d'énormes quantités, se digèrent
très bien.

M. Pascal se trompe en disant : « Ajoutons qu'avant d'arriver
« à Marseille, les eaux sortant'du grand bassin de Réaltort auront
« à parcourir une longueur de 33 kilomètres, où elles auront
« largement le temps de se *débarrasser* des gaz qu'exceptionnel-
« lement les décompositions chimiques auraient pu développer
« en très faible quantité dans ce bassin. » (Rapport de 1865,
page 14.)

Ceci est contraire à tout ce qu'on sait de l'action des liquides
sur les gaz (1).

D'abord, il faudrait connaître la nature de ces gaz, si gaz il y
a, ce dont on ne se doute même pas, pour en déterminer le
coëfficient de solubilité.

Et l'illustre Bunsen a démontré par d'admirables recherches
que ce coëfficient était en raison inverse de la température.

Il faudrait pour qu'un liquide perdît du gaz par l'agitation
qu'il en fût saturé.

On débarrassera généralement assez facilement un liquide du
gaz qu'il tient en dissolution par l'application de la chaleur,
mais nullement par le battage, propre à accélérer la dissolution
des gaz ambiants, mais pas du tout à les expulser.

Que M. Pascal cherche donc à enlever à l'eau une petite quantité d'acide carbonique, d'acide chlorhydrique, d'ammoniac,
d'hydrogène sulfuré, ou bien au sulfure de carbone l'acide sul-
fureux par l'agitation, et il verra ?

_____

(1) Voir aussi : *Mémoire sur les gaz contenus dans les liquides et
sur un nouveau procédé pour les obtenir*, par M. Morren. — *Bulletin
mensuel de l'Association scientifique*, IIIᵉ suppl., t. 1ᵉʳ.

Et dire que cela a été écrit à Marseille, où M. Morren a démontré, publiquement et péremptoirement, que même par une ébullition très-prolongée, on ne parvenait *jamais* à purger complètement un liquide des gaz qu'il tient en dissolution ! (1).

Quant à moi, j'ai eu beau faire bouillir de l'eau du vieux port. je n'ai pu en extraire qu'une très faible proportion des gaz odorants qu'elle renferme.

Je conclus :

1° Que l'eau de la Durance, telle qu'elle arrive actuellement à Marseille, indépendamment du limon abondant qu'elle charrie, contient une très notable quantité de matière organique ;

2° Que le bassin de Réaltort, tout en rendant cette eau plus limpide, est loin de l'améliorer (2), puisqu'en retardant sa marche d'une dizaine de jours, les produits de décomposition des vases s'ajouteront à ceux existants déjà, ou qui prendront naissance dans le parcours du canal. Produits insaisissables pour l'heure, mais bien connus par leurs effets désastreux sur l'économie ;

3° Le bassin, quand il sera en partie envasé, sera un étang ; et l'on attribue les maux sans nombre qui affligent les habitants de la Sologne, des Dombes, des plaines algériennes, autant à l'eau stagnante qu'ils boivent qu'à l'air qu'ils respirent.

Voilà ce que fait préjuger ce qu'on sait sur les eaux ; mais

(1) M. Jullien vient de répéter la même chose au Conseil municipal (séance du 15 mai 1868), dans des termes encore plus énergiques. Je démontrerai à M. Jullien qu'il se trompe, par l'exemple de l'eau *Paolina* de Rome, *qui coule depuis Auguste.* Car après un long parcours (une trentaine de milles) elle est tout aussi malsaine aujourd'hui qu'autrefois.— Voir J. Frontinus *De Aquæ ductibus urbis Romæ*, livre écrit sous Trajan , — et Commaille et Lambert : *Recherches sur les Eaux potables et minérales du bassin de Rome.*

L'eau Paolina vient d'un grand lac ; elle fut reconnue malsaine de tout temps à cause de la matière organique qu'elle contient.

(2) Bien entendu qu'il ne s'agit point ici de l'eau employée pour les usages industriels ou d'agrément, mais uniquement de cette eau considérée comme potable.

pour juger cela ici même par les faits. il faut attendre un long laps de temps, ce que n'a pas fait le conseil d'hygiène, si toutefois il est humain et licite de risquer une pareille expérience

4° L'eau des graviers de la Durance, à son arrivée à Marseille. contiendra une proportion de matières organiques en dissolution, semblable à celle qui existe dans l'eau actuelle ; mais cette eau arrivant rapidement, ces matières n'auront pas le temps de subir d'autres altérations que celles qu'elles subissent dans le canal, sans Réaltort ;

5° L'eau des graviers sera toujours limpide, un peu plus chargée peut-être de bicarbonate de chaux, mais elle sera préférable même à l'eau louche sortant de Réaltort ;

6° L'eau des graviers, d'une température variable sans doute, le sera probablement moins que celle du canal qui oscille entre quelques degrés au-dessus de 0 et + 24 ;

L'eau de la Durance, je ne dis plus du canal, est, en résumé, d'assez médiocre qualité :

Elle est trop froide en hiver et trop chaude en été; elle contient des matières organiques; elle n'est jamais limpide.

L'eau provenant de Réaltort sera probablement détestable.

En effet, d'après M. Félix Boudet *(Discours* à l'Académie de médecine, 1863), l'insalubrité des eaux peut dépendre de plusieurs causes isolées ou réunies :

« 1° De la nature et des proportions des sels terreux ou alca« lins qui s'y trouvent;

« 2° De la nature et de la proportion des gaz qu'elles contien« nent. » (Cette proportion étant variable avec la température, quand l'eau du canal est très échauffée, elle n'est pas assez aérée.) ;

« 3° Des matières organiques qui existent en dissolution, et « de l'*état d'altération de ces matières.*

(Sous ce rapport, on sait maintenant mon opinion sur l'eau du canal.)

M. Boudet dit encore : « Une bonne eau potable doit être « agréable à boire, propre à la préparation des aliments et au « savonnage: *elle doit être claire et limpide (ne pas confondre pu-*

« reté avec transparence. M. Michel Lévy). Elle ne doit incruster
« ni les conduits, ni les vases. Toute eau qui contient des ma-
« tières organiques altérées ou en voie de décomposition, doit être
« rejetée des usages domestiques. »

Nous savons déjà que c'est l'opinion de M. Péligot.

Un des membres du Comité médical des Bouches-du-Rhône,
que je me plais à citer ici, M. le docteur Rousset (1), dit dans
sa thèse pour le doctorat en médecine (Etudes chimiques des
eaux potables de la ville de Montpellier) : « Les eaux doivent pré-
« senter les propriétés suivantes :

« Propriétés organoleptiques.— D'une saveur agréable et fraî-
« che, l'eau ne doit avoir aucune odeur et être claire, limpide,
« inodore; il faut, de plus, qu'elle ne pèse pas sur l'estomac et
« qu'elle soit d'une digestion facile.

« Propriétés physiques. — La température de l'eau ne doit
« varier qu'entre de faibles limites, comprises pour nos climats,
« de 10 à 15° centigrades environ, etc...... »

Et plus loin : « Toutes choses égales d'ailleurs, une eau sera
« d'autant meilleure qu'elle contiendra moins de matières or-
« ganiques. »

On lit dans le Traité d'Hygiène de M. Michel Lévy : « Pour
« toute population et dans tous les climats, une eau très fraîche
« durant l'été est un véritable bienfait, car elle est une nécessité
« hygiénique dont l'absence engendre bien des maladies. »

Je m'arrête, car je ne saurais faire une plus amère critique du
canal de Marseille (sans, mais surtout avec Réaltort) que d'avoir
transcrit ces citations, que je pourrais multiplier à l'infini, car
il n'y a qu'une voix, sauf celle de M. Pirondi, pour blâmer
une telle eau.

Quant à la possibilité d'amener des graviers de la Durance
une quantité suffisante d'eau, quoique je n'aie pas à m'expli-
quer à cet égard, je dirai que cela ne fait pas pour moi le moindre doute.

Et, dans une conférence faite à Londres par un des plus illus-
tres chimistes de l'Angleterre, M. Franckland, il a été avancé

(1) Actuellement professeur à l'École de Médecine de Marseille.

que M. Telford Macneil se proposait d'amener, pour l'usage de la ville, de l'eau provenant d'une filtration naturelle du district de Bagshot, à travers les sables.

Si les Anglais s'y mettent, soyons sûrs qu'ils réussiront.

CHAPITRE IV.

APPENDICE.

Quoique la question posée par le Comité médical des Bouches-du-Rhône ne comprenne que l'étude des eaux du canal de Marseille, j'y ai joint cependant celle de l'eau de la Rose. Qu'il me soit permis maintenant de transcrire ici les analyses, que j'ai faites, en octobre et novembre 1866, de l'eau de la mer, des ports, des égoûts et des gaz qui s'en dégagent spontanément.

Les ports de Marseille tiennent une si large place, qu'ils doivent avoir une influence sur la santé publique.

Ce n'est pas la première fois, du reste, que leur eau aura été soumise à l'analyse. En 1845 (*Comptes-rendus de l'Académie des sciences*, tome XXI, page 89), il fut publié une lettre de M. Haüy à M. Balard, ayant pour titre : *Sur les causes de l'infection du port de Marseille.*

On y lit que M. Blanchet, de Lausanne, indique l'année 1830 comme celle de la disparition des poissons du port de Marseille.

C'est à cette époque également que se serait manifestée l'odeur infecte, par suite de l'irruption des eaux de lixiviation provenant des fabriques de savon.

A cette époque, les égouts versaient dans le port 86,000 m. c. de liquides par 24 heures; la capacité du port était de 2.000,000 de mètres cubes. Les eaux mettaient en moyenne 21 jours pour aller du quai d'Orléans (quai Napoléon) au Goulet.

M. Balard crut devoir adjoindre à cette lettre une note où il est dit : Que dans le port, la proportion des chlorures varie très peu et qu'ils sont dans le voisinage du quai d'Orléans, où l'odeur est la plus infecte, en quantité presque égale à celle que l'on trouve à l'entrée du port, où l'odeur est presque nulle.

La proportion des sulfates va au contraire en diminuant au fur et à mesure qu'on avance vers la Canebière. Au quai d'Orléans, l'eau n'en renferme que le quart de la quantité contenue dans l'eau de mer. La conversion du sulfate en sulfure est rendue évidente par les matières organiques provenant des égouts.

Ceci dit, j'aborde mes analyses.

§ I. Analyse de l'eau de mer

PUISÉE SUR LA ROUTE DE LA CORNICHE, LE 6 NOVEMBRE,

A l'escalier construit pour l'embarquement de l'Empereur.

Limpidité absolue.

Gaz dégagés par l'ébullition :

$$CO^2 = 6^{ce}57$$
$$O = 4.79$$
$$Az = 11.95 \quad \Big\} \quad 16.74$$
$$\overline{ 23.25}$$

Composition de l'air dissous : $O = 28.61$

$$Az = 71.39$$
$$\overline{ 100.00}$$

Résidu séché à + 130°, par litre $= 43^{gr}700$

» calciné » $= 37.980$

Ce résidu contient : Acide sulfurique..... $= 2.5266$

Chlore............. $= 21.1754$

Brome et iode...... $= 0.0924$

Sodium et potassium.. $= 12.8033$

Chaux............. $= 0.5616$

Magnésie........... $= 1.9385$

La matière organique est représentée par 0,180 de sesquioxyde de fer.

J'ai trouvé pour de l'eau puisée au large, à 220 mètres de profondeur (1) :

Résidu séché à + 130°, par litre $= 44^{gr}040$

  »   » $= 36.000$

Ce résidu contenait : Acide sulfurique... $= 2.0181$

        Chlore........... $= 21.4100$

        Chaux........... $= 0.6781$

        Magnésie .... $= 2.2246$

M. Usiglio prétend avoir trouvé dans l'eau de la mer, puisée à 4 kilomètres de Cette, 6 gr. 080 de chlorure de calcium, 1,357 de sulfate de chaux et 0,114 de carbonate de chaux, soit : Ca O = 3 gr. 900.

C'est très probablement une erreur, quoique la somme totale des sels trouvés par lui confirme ce résultat. Je n'ai trouvé, en effet, que 0,56 et 0,67 de chaux, et les analyses données par divers auteurs n'accusent, dans l'Océan et la Manche, que 1 gr. 1/2 tout au plus de sels calcaires.

Les deux analyses que j'ai faites indiquent moins d'acide sulfurique à de grandes profondeurs qu'à la surface, mais plus de chlore, de chaux et de magnésie.

§ II. Analyse de l'eau du vieux Port

PUISÉE AU CUL-DE-BŒUF, A QUAI.

Très trouble, dégage spontanément des bulles de gaz, odorante; elle filtre difficilement.

Gaz obtenus par l'ébullition, par litre :

HS $= 3^{cc}71$

CO² $= 15.56$

 O $= 0.66$ ⎫

 Az $= 12.72$ ⎭ 13.38

    ——————

    32.65

(1) Je dois cette eau à l'obligeance de M. Morren

Composition de l'air dissous : O $=$ 4^{ce}93 seulement

Az $= \underline{95.07}$

100.00

Résidu séché à + 120, par litre $=$ 17^{gr}700

» calciné » 15.320

Ce résidu contient : Acide sulfurique.. $=$ 1.01794

Chlore.......... $=$ 8.56844

Chaux.......... $=$ 0.24566

Acide nitrique ... $=$ traces douteuses.

Ammoniaque, par litre $=$ 0 milligr. 4206.

Matières organiques représentées par 0 gr. 320 de sesqui-oxyde de fer.

§ III. Analyse de l'eau du vieux Port

PUISÉE EN FACE DE L'HÔTEL-DE-VILLE, A QUAI.

Louche, odeur désagréable, faible et fade; saveur salée sans arrière-goût sensible. Elle réduit de grandes quantités de permanganate de potasse (1).

Gaz dégagés par l'ébullition, par litre :

HS $=$ 0.70

CO^2 $=$ 28.45

O $=$ 1.33 $\left.\right\}$ 13.86

Az $=$ 12.53

C^{2}H^4$=$ néant (2)

43.01

Composition de l'air dissous : O $=$ 9.63

Az $= \underline{90.37}$

100.00

(1) M. Frankland a démontré que cette réduction n'était pas proportionnelle à la matière organique.

(2) HS $=$ Hydrogène sulfuré, ou acide sulfhydrique.

C^{2}H^4 $=$ hydrogène protocarboné, ou gaz des marais.

Résidu séché à + 130°, par litre = 17.420
   »   calciné   »   = 12.360

Ce résidu contient : Acide sulfurique.. = 1.01823
                     Chlore.......... = 7.82100
                     Chaux.......... = 0.26766
                     Acide nitrique ... = traces douteuses.

Ammoniaque par litre = 0 milligr. 3441.

La matière organique est représentée par 0 gr. 291 de sesqui-oxyde de fer calciné.

Le résidu de cette eau traité par l'éther n'abandonne rien à ce liquide.

Après quelques jours de conservation dans un flacon plein et bouché, cette eau devient très sulfureuse, des conferves vertes y apparaissent ; on y remarque aussi quelques infusoires vivants et des vibrions morts.

§ IV. Eau de la Passe

PUISÉE ENTRE LE FORT SAINT-JEAN ET LE FORT SAINT-NICOLAS.

Gaz dégagés par l'ébullition, par litre :

$$CO_2 = 14^{cc}81$$
$$O = 2.08$$
$$Az = 10.68$$ } 12.76

$$\overline{27.57}$$

Composition de l'air dissous :   O = 16.20
                             Az = 83.80

                            $$\overline{100.00}$$

Résidu séché à + 120 par litre = 18^{gr}460
   »   calciné   »   = 13.860

Ce résidu contient : Acide sulfurique.. = 2.16278
                     Chlore.......... = 9.88020
                     Chaux.......... = 0.25696
                     Acide azotique... = traces douteuses.

Ammoniaque, par litre = 0 milligr. 1176.

Matière organique représentée par 0 gr. 137 de sesquioxyde de fer calciné.

§ V. Eau du Canal Maritime

DU QUAI DE RIVE-NEUVE.

Très trouble, dégage spontanément du gaz

Gaz obtenus par l'ébullition, par litre.

$$
\begin{array}{ll}
HS & = 0^{cc}72 \\
CO^2 & = 20.18 \\
O & = 2.51 \\
Az & = 14.08
\end{array} \Bigg\} \; 16.59
$$

$$
C^2H^4 = \text{néant}
$$

$$
\overline{37.49}
$$

Composition de l'air dissous : $O = 15.09$
$$Az = 84.91$$

$$\overline{100.00}$$

Résidu séché à + 120°, par litre = 7^{gr}340
 » calciné   »   = 5.760

Ce résidu contient : Acide sulfurique.. = 0.47366
       Chlore......... = 3.10364
       Chaux......... = 0.18448
       Acide azotique... = traces douteuses.

Ammoniaque, par litre = 0 milligr. 3887.

Matière organique représentée par 0 gr. 285 de sesquioxyde de fer.

§ VI. Eau du Bassin de la Joliette

PUISÉE AU PONT PRÈS DES DOKCS.

Très louche. elle filtre bien.

Gaz obtenus par l'ébullition, par litre.

$$HS = 0^{cc}38$$
$$CO^2 = 12.98$$
$$O = 4.45$$
$$Az = 11.63$$
$$C^2H^4 = \text{néant}$$

$$\left.\begin{matrix} 4.45 \\ 11.63 \end{matrix}\right\} 16.08$$

$$29.44$$

Composition de l'air dissous : $O = 26.30$
$Az = 73.73$

$$100.00$$

Résidu séché à + 120° par litre $= 28^{gr}080$
    » calciné   » $= 24.780$

Ce résidu contient : Acide sulfurique.. $= 1.86344$
                     Chlore......... $= 15.65230$
                     Chaux......... $= 0.43238$
                     Acide azotique... $=$ traces douteuses.

Ammoniaque, par litre $= 0$ milligr. 0414.

Matière organique représentée par 0 gr. 164 de sesquioxyde de fer.

§ VII. Eau de l'Égout

PUISÉE A SON EMBOUCHURE AU QUAI NAPOLÉON.

Très trouble, odeur désagréable, filtre difficilement.

Gaz obtenus par l'ébullition, par litre :

$$CO^2 = 18^{cc}21$$
$$O = 4.89$$
$$Az = 14.10$$

$$\left.\begin{matrix} 4.89 \\ 14.10 \end{matrix}\right\} 18.99$$

$$\left.\begin{matrix} HS \\ C^2H^4 \end{matrix}\right\} = \text{néant}$$

$$37.20$$

Composition de l'air dissous : O $=$ 25.77

$\qquad\qquad\qquad$ Az $=$ 74.23
$\qquad\qquad\qquad\qquad\qquad$ ————
$\qquad\qquad\qquad\qquad\qquad$ 100.00

Résidu séché à + 110°, par litre $=$ 1^{gr} 740
$\quad$ » $\quad$ calciné $\qquad\qquad$ » $\qquad$ $=$ 1 . 180

Ce résidu contient : Acide sulfurique.. $=$ 0.16272
$\qquad\qquad\qquad\quad$ Chlore......... $=$ 0.69300
$\qquad\qquad\qquad\quad$ Chaux .... $=$ 0.12024
$\qquad\qquad\qquad\quad$ Acide nitrique ... $=$ traces douteuses.
Ammoniaque, par litre $=$ 0 milligr. 1879

Matière organique représentée par 0 gr. 466 de sesquioxyde de fer calciné.

Quand on distille, dans une cornue, l'eau du vieux Port, du canal maritime ou de l'égout, les gaz qui se dégagent ont une odeur très désagréable, et si l'on fait barboter ces gaz dans l'eau pure, celle-ci ne devient pas sensiblement odorante et n'acquiert aucune propriété sur le papier de tournesol.

Avec l'eau de l'égout, filtrée préalablement, le résidu de la distillation, restant dans la cornue, a une odeur de matière fécale très prononcée qu'une ébullition très prolongée n'enlève pas.

Ces eaux sont manifestement alcalines avant l'ébullition et elles moussent fortement par l'application de la chaleur.

§ I. Analyse des atmosphères au ras de l'eau.

1° Air recueilli au ras de l'eau du canal maritime, le 27 octobre 1866 :

Composition en centièmes $\quad$ O $=$ 15.47

$\qquad\qquad\qquad\qquad$ Az $=$ 84.53

$\qquad\qquad\qquad\qquad$ $\left.\begin{array}{l} C^2H^4 \\ CO^2 \end{array}\right\}$ $=$ néant

$\qquad\qquad\qquad\qquad$ HS $=$ traces
$\qquad\qquad\qquad\qquad\qquad$ ————
$\qquad\qquad\qquad\qquad\qquad$ 100.00

2° Air recueilli au même endroit. le 1ᵉʳ novembre. à 9 heures du matin :

Composition en centièmes   O = 15.71
Az = 83.71
C_2H_4 = 0.58
HS = traces

_____

100.00

§ II. Analyse des Gaz

QUI SE DÉGAGENT SPONTANÉMENT DES EAUX SOUS FORME DE BULLES.

(Ils ont été recueillis dans un flacon plein d'eau, renversé et muni d'un entonnoir.)

1° Gaz se dégageant de l'eau du canal maritime près de la rue Breteuil, le 11 novembre 1866.

Composition en centièmes   O = 6.66
Az = 59.97
CO_2 = traces
HS = traces
C_2H_4 = 33.37

_____

100.00

2° Gaz se dégageant de l'eau du vieux Port à l'angle du quai Napoléon et du quai de Rive-Neuve, 11 novembre 1866 :

Composition en centièmes   O = 5.67
Az = 71.51
CO_2 = 2.58
C_2H_4 = 20.24

_____

100.00

Si, maintenant, nous classons les eaux étudiées dans ce Mémoire, d'après certains principes, nous trouverons :

1° D'après l'ammoniaque :

millig.

Eau du vieux port, au Cul-de-bœuf........ 0.4206 par litre.

 du canal maritime.................. 0.3887 »

 du vieux port, à l'hôtel-de-ville....... 0.3441 »

 de l'égoût......................... 0.1879 »

 du vieux port, à la passe............. 0.1175 »

 de la Joliette .... 0.0414 »

 du canal de la Durance.............. 0.0286 »

2° D'après l'hydrogène sulfuré :

cc.

Eau du vieux port, au Cul-de-bœuf........ 4.64 »

 du canal maritime.................. 0.72 »

 du vieux port, à l'hôtel-de-ville....... 0.70 »

 de la Joliette... .... 0.38 »

 de l'égout......................... 0.00 »

L'ordre est presque le même que pour l'ammoniaque. Ces deux corps sont en raison directe de l'altération de l'eau, tandis que la proportion d'oxygène est en raison inverse de l'ammoniaque et de l'hydrogène sulfuré, comme l'indiquent les nombres suivants :

3° D'après l'oxygène :

cc.

Eau de la Rose, par litre..... 5.43 et pour cent d'air. 30.92

 Durance........ .... 4.85 .... 29.90

 Egout................. 4.89 .... 25.77

 Mer Méditerranée .... 4.79 .... 28.61

 Joliette................ 4.45 .... 26.30

 Canal maritime........ 2.51 .... 15.09

 Vieux port, passe........ 2.08 .... 16.20

  »   Hôtel-de-ville. 1.33 .... 9.63

  »   Cul-de-Bœuf. 0.66 .... 4.93

4° D'après le chlore et le résidu par litre :

gr.

Mer Méditerranée: chlore.... 21.1754 résidu.... 43.700

Joliette .... 15.6923 .... 28.680

gr.

Vieux port, passe..........	9.8802 résidu....	18.760
» Cul-de-bœuf	8.5684	17.700
» Hôtel-de-ville ...	7.8210	17.420
Canal maritime............	3.1036	7.040
Egout........	0.6930	1.740
Eau de la Rose	0.0274	0.660
Durance	0.0149	0.320

5° D'après le sesquioxyde de fer représentant la matière organique:

Egout.....................	0.466
Vieux port, Cul-de-bœuf.....	0.320
» Hôtel-de-ville....	0.291
Canal maritime............	0.285
Mer Méditerranée...........	0.180
Canal de Marseille (Durance).	0.170
Joliette	0.164
Eau de la Rose	0.155
Vieux port, passe	0.137

CHAPITRE V.

EXAMEN MICROSCOPIQUE.

La question posée par le Comité médical comprend l'examen microscopique de l'eau du canal.

J'ai déjà rapporté l'opinion de M. Morren qui s'est produite au sein du Conseil d'hygiène, et qui se trouve consignée dans le rapport de M. Pirondi.

J'ajouterai que l'opinion du savant doyen de la Faculté des Sciences de Marseille me parait trop absolue, quand il dit que l'eau de la Durance ne se peuple pas d'êtres vivants.

Certainement l'eau et les boues de la Durance ne paraissent pas favorables à la production des végétaux, et en particulier de ceux qui sont colorés, je n'y ai jamais vu de *conferves*. (Je ne comprends pas sous ce nom, avec beaucoup d'auteurs, les bactéries et vibrions, que je considère avec Erhemberg, Dujardin, Andrew Pritchard, etc., comme des animaux infusoires), ni algues, ni characées. Mais il en est tout autrement pour les petits animaux et il n'est pas rare d'en rencontrer même d'un ordre assez élevé, tels que les anguilules, placés par les uns dans les infusoires, mais plus généralement aujourd'hui dans les entozoaires. Je dois cependant à la vérité de déclarer que les êtres vivants ne sont pas très communs, sauf quelquefois les bactéries.

Mais quand de l'eau très boueuse du canal est abandonnée dans un flacon, non complètement rempli, après quelque temps la surface de la vase est couverte de bulles de gaz et bientôt la vase elle-même est soulevée par places.

§ I. Examen de la vase de ma caisse à eau : — J'y trouve :

1° *Anguillula fluviatilis* (Entozoaires nématoïdes). Elle provient des terres lavées par les eaux pluviales. Elle vit très bien dans les cours d'eau et possède une très grande ténacité de vie à la façon des tardigrades.

2° *Urostyla grandis* (Ehr.) Infusoire de la famille des *Oxytriches*, animal ovalaire de grande dimension ;

3° *Paramecium Aurelia* (Ehr.) et *Pantotrichum volvox*. Animaux infusoires de la familles des kolpodes.

D'après Dujardin, le *Pantotrichum volvox* n'est que le *Paramecium aurelia* dans le jeune âge. Une grande incertitude règne encore sur ces genres ;

4° *Chætomonas globulus ?* (Ehr.) Infusoires de la famille des Cyclidies. Ces animaux sont très petits, très vifs. (J'ai mis un point d'interrogation, parce qu'il est possible que ceux que j'ai observés ne soient que de très jeunes *Paramecium Aurelia*) ;

5° Des bacteries très vivaces. (*Bacterium termo*).

Je dois ajouter que ces observations ont été faites au mois de janvier, pendant un hiver très rigoureux, après de très fortes gelées, par conséquent dans de mauvaises conditions pour la production des microphytes et des microzoaires. Tels sont les animaux microscopiques que j'ai pu voir dans les boues du canal.

§ II. Mais si on abandonne cette eau pendant un temps plus ou moins long, on voit ce qui suit:

1° Eau boueuse du canal abandonnée pendant plusieurs mois dans un vase ouvert. L'eau s'est évaporée; en délayant la vase et l'examinant, on y trouve un nombre incalculable de vibrions morts: *vibrio rugula*, *vibrio subtilis*, quelques *vibrio prolifer*, (Ehr.) des *Bacterium termo* (Duj.) ou *vibrio lineola* (Ehr.);

2° Eau recueillie le 5 avril 1867, conservée avec sa vase dans une fiole pleine et bien bouchée. Examen le 27 janvier; quelques rares vibrions vivants (*Bacterium termo*) et morts (*vibrio rugula?*);

3° Eau recueillie le 26 avril 1867, conservée comme la précédente: quelques rares filaments d'un mycélium.

4° Eau recueillie le 31 mai, conservée comme les précédentes: un très grand nombre de vibrions morts, d'autres très vifs (*Bacterium termo*);

5° Eau recueillie le 30 juin, conservée comme les précédentes: je n'y découvre pas traces d'êtres organisés;

6° Eau recueillie le 15 juillet, conservée comme ci-dessus: quelques vibrions très petits;

7° Il en est de même pour l'eau du 4 août;

8° Dans l'eau du 11 octobre de la même année, je ne découvre aucun être organisé;

9° Enfin, dans celle du 23 janvier 1868, examinée le 31 de ce mois, malgré la rude température des jours précédents, j'observe quelques *Chaetomonas globulus*.

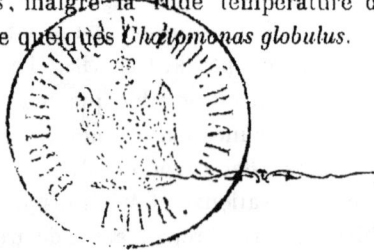

BIBLIOTHÈQUE NATIONALE DE FRANCE

3 7531 03987926 8

www.ingramcontent.com/pod-product-compliance
Lightning Source LLC
Chambersburg PA
CBHW050521210326
41520CB00012B/2390